Generis
PUBLISHING

AF722277

LOGISTIQUE MEDICALE, UN ELEMENT AU COURS D'EVOLUTION

Obstacles et stratégies pour assurer la chaine d'approvisionnement pharmaceutique

LOMPEMPE BATULI Georges

Title: **LOGISTIQUE MEDICALE, UN ELEMENT AU COURS D'EVOLUTION**

Obstacles et stratégies pour assurer la chaine d'approvisionnement pharmaceutique

ISBN: 979-8-89966-259-1

Author: LOMPEMPE BATULI Georges

Cover image: https://pixabay.com/

Publisher: Generis Publishing
Online orders: www.generis-publishing.com
Contact email: info@generis-publishing.com

INTRODUCTION

Les réponses rapides pendant les situations de crises notamment les épidémies et pandémies dans les Organisations de Santé ne peuvent être déclenchées que, par l'implémentation des opérations/ activités logistiques lesquelles la gestion d'approvisionnement et de stock (GAS) a la lourde responsabilité d'assurer aux structures de santé un approvisionnement interrompu et permettre aux usagers à un accès sûr aux produits dont ils ont besoin dans le processus de leurs prise en charge tout en respectant les six bons.

La chaine logistique présente de nombreuses spécificités et problématiques assez complexes que l'on peut faire face dans le secteur privé. Sans un processus adapté de quantification basée sur le niveau de service, l'identification réelle des besoins, la diversité des professionnels de répondre à l'incertitude de la demande (Quoi, Qui, Quand et Où ?), la supply chain pharmaceutique doit nécessairement mobiliser des ressources efficaces afin de résister et de prévenir les situations catastrophiques. C'est pourquoi, cette supply chain (SC) désigne l'ensemble des opérations de gestion et d'organisation des flux visant à approvisionner afin d'assurer le transport et la distribution des biens dans le but d'atteindre l'objectif d'une organisation quelle que soit sa nature. Cette dernière permet aux Organisations de Santé d'acheminer les médicaments et autres intrants médicaux dans les meilleurs délais, à moindre coût, sans nuire à leur qualité. C'est ainsi que, dans le secteur pharmaceutique, ce triptyque coût-délai-qualité est d'une importance capital autre que dans le contexte commercial auprès des films pharmaceutiques que de son caractère exceptionnel, celui de fournir aux patients les médicaments dont ils ont besoin pour la prise en charge.

Dans un contexte de mobilisation générale pour la prévention des situations de ruptures de stock qui crée des dysfonctionnements dans les structures de Santé, les managers ainsi que les chercheurs évoluant dans le domaine de la logistique médicale et du management hospitalier ce sont mis ensemble pour réfléchir autour d'un outil efficace visant à réduire l'efficacité de la rupture de stock comme un fait désastre pour le fonctionnement harmonieux des organisations de Santé.

Toute entreprise tant industrielle que de service, a besoin d'acheter, de stocker et de distribuer des biens, équipements/matériels et des services dans le cadre du déroulement de ses activités organisationnelles. De plus, ces dernières doivent gérer et surveiller les produits lorsqu'ils entrent et sortent dans l'entrepôt. Alors que la gestion de la chaine logistique (GCL) est l'ensemble des composantes (quantification, la planification des achats, entreposage, gestion des stocks, transport, distribution et enfin l'utilisation rationnelle) sont des processus professionnels importants qui permettent aux organisations d'obtenir une valeur optimale pour les ressources dépensées en biens et en services. C'est dans cette optique que, ce livre estime qu'une bonne gestion efficace des ressources à travers un approvisionnement interrompu, un entreposage adapté et des processus de gestion de stocks logiques contribue à la réalisation des objectifs opérationnels et stratégiques de toutes les structures médicales.

Objectif du document

Les éléments présentés dans ce livre sont un recueil descriptif des activités de la gestion de la chaîne logistique ou chaine d'approvisionnement lesquels, les praticiens et enseignants chercheurs doivent implémenter dans leurs professions respectives (stade empirique) afin d'aider les programmes et directions de Santé à développer une politique d'approvisionnement efficace et adéquate en vue d'améliorer le mode d'acquisition dans le secteur pharmaceutique en mettant en place les meilleures méthodes, procédures et pratiques sur le plan de gestion de la chaine d'approvisionnement pharmaceutique.

Il est clair et évident que, chaque organisation selon sa nature d'existence, possède sa propre compréhension, interprétation et la mise en place des processus professionnels sur l'acquisition des biens et de services dans la gestion de chaine logistique. Mais, l'utilisation des méthodes les plus adaptées et actualisées est vivement souhaité afin de permettre à un processus de conformité, d'équité, de fiabilité et de la transparence pour les personnes liées à l'organisation (membres, donateurs, bénéficiaires, autorités locales et grand public).

PARTIE I: LA CHAINE LOGISTIQUE MEDICALE

La chaine d'approvisionnement est un concept d'origine anglo-saxon « **supply Chain** » qui se traduit en français par **chaîne logistique** ou **chaîne d'approvisionnement** (Rémy LE MOIGNE, 2017).

La logistique c'est un ensemble des composantes opérationnelles de la gestion de la chaîne d'approvisionnement, ce qui comprend la quantification, l'achat, la gestion d'inventaire, le transport, la gestion des véhicules, la collecte de données et la soumission de rapports. Cette définition renvoi de dire que, la logistique c'est un ensemble des activités de planification, des achats et de transport des marchandises.

L'Association française pour la logistique (ASLOG) considère que la logistique est l'ensemble des activités ayant pour but la mise en place, au moindre coût, d'une quantité de produit à l'endroit et au moment où une demande existe.

La Supply Chain est définit assez souvent comme « une suite des étapes de production d'un produit depuis les fournisseurs des fournisseurs du producteur jusqu'aux clients de ces clients (Y. Pimor & M. Fender, 2008). Le Cambridge Dictionary définit la supply Chain comme « un système de personnes et d'éléments impliqués dans la fourniture d'un produit depuis son lieu de production jusqu'à son acheteur» (Cambridge Advanced Learner's Dictionary, 2013).

Christopher Martin, définit la chaine logistique comme un système composé de différents acteurs ayant la même volonté de coopérer et de collaborer entre eux dont l'objectif est d'améliorer le processus global de production (Christopher M., 2005).

Donc la supply Chain ou la chaine d'approvisionnement, est un système composé de différents acteurs ayant la même volonté de coopérer et de collaborer entre eux dont l'objectif est d'améliorer le processus global de production (réduction des couts, meilleures qualités et le respect des délais) et répondre ainsi aux exigences clients.

Au regard de toutes ces définitions présentées ci-dessus, LOMPEMPE BATULI Georges et al (2024) présentent la logistique de Santé comme un réseau d'acteurs et des ressources interconnectés qui concourt à mettre à la disposition des utilisateurs finaux des biens de bonnes qualités, de bonnes quantités, entreposer dans des bonnes conditions, garder aux bons endroits, utiliser aux bons moments et enfin, les acheter au bon prix. Cela comporte notamment l'achat des matières auprès des fournisseurs, la préparation des colis, la logistique d'emballage et le transport des marchandises.

Supply Chain Management (SCM)

Cette expression anglo-saxonne, est traduit en français comme la gestion de la chaine d'approvisionnement ou chaine logistique. Elle est définie comme la coordination systémique et stratégique des fonctions traditionnelles de l'entreprise dans un réseau interentreprises avec pour objectif d'améliorer les performances à long terme à la fois de l'entreprise concernée et de Supply Chain dans l'ensemble (Alexandre K, Sami, 2004).

Cette gestion (SCM) englobe la planification et la gestion de toutes les activités relevant de la recherche de fournisseurs, de l'approvisionnement, de la transformation, ainsi que toutes les activités logistiques. Cela inclut notamment une coordination et une collaboration entre les partenaires de la chaine, qui peuvent être des fournisseurs, des intermédiaires, des prestataires de services et des clients (consommateurs) (Pierre Médan & Anne Gratacap, 2008).

Alain Fernandez définit Le SCM comme un ensemble des ressources humaines, financières, matérielles, ainsi que des méthodes et techniques efficaces pour conduire la chaine d'approvisionnement depuis la production jusqu'à la destination finale (Alain Fernandez, 2024).

Jean Thomas Mentzer le perçoit comme « une coordination systémique des fonctions opérationnelles classique et de leur tactiques respectives à l'intérieur d'une même entreprise et entre les partenaires au sein de la chaine logistique ou d'approvisionnement » (D. Estampe & M. Zied Babai, 2016). Il ajoute que la SCM correspond à la volonté délibérée de gérer le supply Chain considérer comme un réseau du dernier fournisseur au client final et donc une entité unique.

Evolution de la chaîne logistique dans le temps

La chaine logistique a connu de mutation dans le temps depuis les années :
De 1950 à 1970, l'économie est basée sur l'offre : les entreprises produisent principalement sur stock. Cette production de masse a pour objectif de

minimiser les coûts de production. Mais ces inconvénients sont i) la lenteur pour le développement et l'industrialisation de nouveaux produits et ii) la nécessité de stocks devant les opérations « goulots », induisant des immobilisations financières (Tan, 2001).

La période 1970-1980 voit l'essor d'une économie basée sur la demande où les entreprises produisent à la commande. Les managers prennent conscience des coûts induits par les stocks, lors de l'introduction du MRP, puis du MRP II. Dans les années 1980, les bouleversements des marchés (mondialisation, concurrence accrue) et les exigences de performance financière, combinés aux progrès technologiques (TIC, nouveaux procédés…) ont forcé les grands groupes à proposer des produits de bonne qualité à bas prix. Dans le but d'améliorer les rendements et les temps de cycle de production par rapport à la concurrence, les entreprises utilisent alors des méthodes de management telle que le « juste à temps » (JIT : Just-in-time), qui permet de limiter les stocks de composants en organisant et ordonnançant précisément l'approvisionnement avec les fournisseurs (Frein, 2003 et Monateri, 2003). C'est dans ce contexte que les entreprises se rendent compte de l'importance de la relation stratégique client-fournisseur, prémisses du SCM, au départ uniquement orienté « approvisionnement » avec les fournisseurs directs. Parallèlement, des consultants et experts sur la gestion logistique (Lambert et Cooper, 2000) ont disséminé les concepts de materials management et de DRP (Distribution Resource Planning), une étape supplémentaire pour définir les fonctions transport et distribution physique de la chaîne logistique. L'ajout de la fonction distribution à la partie approvisionnement forme la « logistique intégrée », connue aussi sous le nom de gestion de la chaîne logistique ou Supply Chain Management (SCM) (Tan, 2001). De 1990 à nos jours, le SCM s'étend à tous les fournisseurs (sur plusieurs rangs) et à toutes les entités de la distribution (entrepôts, grossistes, détaillants). De ce fait, on ne peut plus réellement parler de SCM focalisé sur une entreprise (Thierry et Bel, 2002). Désormais, le SCM se centre davantage sur une famille de produits finis. L'idée de cette intégration est de répondre les bonnes pratiques de gestion à tous les maillons de la chaîne afin d'améliorer globalement la performance de la chaîne (par exemple, en évitant de

contrôler deux fois la qualité des produits : à la sortie de l'entreprise-fournisseur et à l'entrée de l'entreprise-client). C'est le Supplier développement : l'entreprise-client va chercher à aider ses fournisseurs pour améliorer certains points comme la diminution du temps de cycle, l'amélioration de la qualité de production, la réduction des coûts de production et de transport. Ce programme est un effort sur le long terme. Un tel partenariat rend aussi possible l'exploitation de la force des fournisseurs (ou plus généralement des autres maillons de la chaîne) pour le développement et la conception de nouveaux produits (Tan, 2001).
A l'extrême, le revers de la médaille de collaborations trop poussées, est que, pour une entreprise-client, changer de fournisseur devient extrêmement coûteux et rend celle-ci très dépendante des choix de ses fournisseurs (Tan, 2001).
D'après la littérature scientifique (Ganeshan et al., 2000), l'origine du SCM provient du materials management (gestion des produits) et du physical distribution (distribution physique) après la seconde guerre mondiale, ainsi que du domaine du functional logistics (logistiques fonctionnelles – différents managers pour toutes les fonctions) et de l'integrated logistics (logistiques intégrées – un seul manager pour toutes les fonctions). En 1958, Forrester a commencé à étudier les logistiques fonctionnelles en utilisant une approche systémique. En 1961, il décrit l'amplification de la demande lorsqu'elle remonte la chaîne vers les fournisseurs. Ce phénomène porte d'ailleurs son nom, effet Forrester, ou encore l'effet boule de neige (bullwhip effect), que l'on retrouve dans le jeu de la bière (beer game). Puis en 1969, Bowersox discute de l'évolution de la logistique intégrée et évoque ce qui deviendra plus tard la chaîne logistique, en considérant que les entreprises sont reliées entre elles par le flux physique.
Beaucoup de disciplines (recherche opérationnelle, dynamique des systèmes, management des activités, science du management, marketing, économie, ...) ont contribué aux concepts du SCM, comme la gestion et le contrôle des stocks (juste-à-temps, Kanban pour le réapprovisionnement des stocks, stocks multi-échelons1, etc.), l'allocation d'ordres de production, la planification des activités de production et de distribution...

L'optimisation de la chaîne logistique a commencé par la maîtrise des coûts et de l'efficacité interne des entreprises. Ces travaux portaient principalement sur des organisations mono-atelier / mono-opération ou mono-atelier / multi-opérations (flowshop, jobshop). A partir des années 90, les études s'étendent à des organisations plus complexes de type flowshop hybride ou jobshop avec machines dupliquées (Botta-Genoulaz, 2000 et 2005). Enfin, les scientifiques essaient de fixer une structure, un cadre au SCM. D'après Tan (2001), ils travaillent sur deux grands axes : i) la partie achat et approvisionnement et ii) la partie transport et logistique. L'intégration de ces deux parties dans un même modèle semble difficile. En effet, il n'y a guère de but commun, si ce n'est le fait de satisfaire la demande du client. Cependant, petit à petit, les chercheurs ont élargi leur domaine d'étude en passant de l'atelier à l'usine, puis de l'usine à la chaîne logistique en vue d'une optimisation plus globale des systèmes de production, grâce notamment aux avancées dans les technologies de l'information, les modèles mathématiques et autres outils d'optimisation.
De nos jours, la problématique SCM peut se découper en plusieurs domaines, tels que la conception ou re-conception de la chaîne, la gestion des risques industriels (non amortissement des coûts de développement, d'industrialisation et de production), l'évaluation de performances, la planification des activités, la gestion des stocks, la gestion des transports, le système d'information, la négociation (ou entente industrielle), les aspects sociologiques, les aspects économiques et financiers etc.

Importance de la logistique

Dans le passé la logistique n'était pas considérée comme une fonction stratégique dans les organisations tant industrielles que de service mais, elle était juste une activité liée au ravitaillement des biens spécialement dans les activités de militaires. Avec l'évolution de la science, cette dernière a été considérée comme une activité importante et incontournable dans la réussite des activités organisationnelles et culturelles grâce à son implication rapides et efficaces pour faire face à la concurrence et à la prévention des situations de ruptures.

La logistique comme une fonction essentielle et une démarche stratégique pour l'entreprise, revêt d'une importance majeure parce qu'elle impacte directement les activités de celle-ci. Dans le plus grand nombre de situations, elle relie les différents mouvements et permet à chacune d'elle d'accroitre la performance. Dans le secteur de la santé, la logistique est également un indicateur de compétitivité dans les entreprises parce qu'elle concourt à l'objectif celui de fournir aux malades ou clients les services de qualité (USAID/DELIVER, 2011).

A ce titre, la logistique représente un atout important vis-à-vis de la concurrence. C'est ainsi qu'elle est essentielle à long et court terme, parce qu'elle permet d'améliorer les mouvements physiques de stocks et influence d'autres paramètres comme ceux qui concourent à la production et de son stockage.

But de la logistique

Le système logistique a comme but principal celui d'assurer aux consommateurs un approvisionnement/réapprovisionnement connu des produits dont ils ont besoin. Pour atteindre ce but, le système logistique doit être capable de satisfaire les « six bons » de la chaine logistique. Ce système et les personnes qui le gèrent doivent veiller à ce que :

- Les produits soient bons ;
- En bonne quantité ;
- De bonne conditions entreposage ;
- Au bon endroit ;
- Au bon moment
- Au bon prix (cout).

C'est ainsi que nous soutenons : « sans un approvisionnement continu et fiable en médicaments et autres produits pharmaceutiques » les formations sanitaires sont vouées à l'échec. Une structure où on assure un bon fonctionnement de la chaine d'approvisionnement, la disponibilité régulière des produits de santé est indispensable.

Système d'Information en Gestion Logistique (SIGL) en santé

L'information est le moteur qui fait fonctionner le cycle logistique. Un système logistique ne pourrait pas marcher de manière efficace sans une information adéquate. C'est ainsi que le Manuel descriptif du système d'information en gestion Logistique des produits de Santé à travers le ministère de la santé publique, hygiène et prévention de la RDC (2018) définit un SIGL comme étant un flux d'information qui garantit les vaccins, les médicaments et autres fournitures nécessaires en quantité et en qualité satisfaisantes pour répondre aux besoins des patients.

C'est ainsi que, ce flux d'information représente l'ensemble des transferts ou échanges de données entre les différents acteurs de la chaîne logistique. Dans le secteur pharmaceutique, il s'agit en premier lieu des informations commerciales, notamment les commandes passées entre les clients et fournisseurs. Cette commande comprend généralement la référence du produit, la quantité commandée, la date de livraison souhaitée et le prix éventuellement négocié lors de la vente. D'autres éléments peuvent s'ajouter à cette liste : la liste des options désirées pour le produit, la fréquence de livraison si besoin, ... Mais les entreprises s'échangent aussi des informations plus techniques : paramètres physiques du produit, gammes opératoires, capacités de production et éventuellement de transport, informations de suivi des niveaux de stock. Ces dernières sont de plus en plus réclamées par les clients qui souhaitent connaître l'état d'avancement de fabrication de leur produit. De manière plus générale, le principe de traçabilité se traduit par un droit de regard accru du client envers le fournisseur (Dupuy et al., 2004).

Avec l'évolution scientifique moderne, le flux d'information est de plus en plus rapide grâce aux progrès des TIC. Le développement des flux d'information au sein de la chaîne logistique trouve ses limites dans le besoin de confidentialité entre acteurs. Par ailleurs, le problème de la qualité des données véhiculées subsiste, et le risque existe que des décisions soient basées sur des données erronées ou simplement périmées. C'est pouruoi, ce système d'information en gestion logistique est devenu un élément clé dans l'utilisation rationnelle des toutes les activités du dispositif logistique ; car, la gestion des nouveaux stocks dans les entrepôts est à la fois un art qu'une science en vue de faire circuler des informations au temps réel et de la façon la plus efficace possible. (ABID-EDDINE S. & BENABBOU Z., 2019).

C'est grâce aux flux d'information qu'il parvient à « piloter » les flux physiques. Le système d'information en gestion logistique (SIGL en sigle) demeure un outil indispensable dans la chaîne logistique ; car, étant de nature multi acteurs et multisites, la principale mission d'un SIGL est d'assurer la cohérence informationnelle dans les différentes opérations complexes que les hôpitaux sont sensés à monter des stratégies efficaces sur la prévision, le plan d'approvisionnement, le déclenchement etc. (Nathalie FABBE-COSTES, 2002).

C'est ainsi que, ce système est utilisé pour collecter les données en termes de produits ou d'articles qui doivent être transmis à la fin d'une période donnée aux différents niveaux de la pyramide et fournit les informations suivantes :

- Quantité reçue ;
- Quantité utilisée ;
- Jours de rupture ;
- Stock à la fin du mois ;
- Date de péremption ;
- Fournisseurs ;
- Les encours ;
- Délai de livraison de la commande passée ;
- Etat de l'entrepôt ;
- Produits proches de péremption ;
- La nature des commandes etc.

Cycle logistique dans les organisations de santé

La gestion de la chaine logistique recouvre un certain nombre d'activités en appui aux six bons. Au fil des années, les spécialistes en logistique ont élaboré une approche systématique à la description des activités d'un système logistique. C'est ce qu'ils ont appelé le cycle logistique.

Figure n° 1 : Cycle de logistique

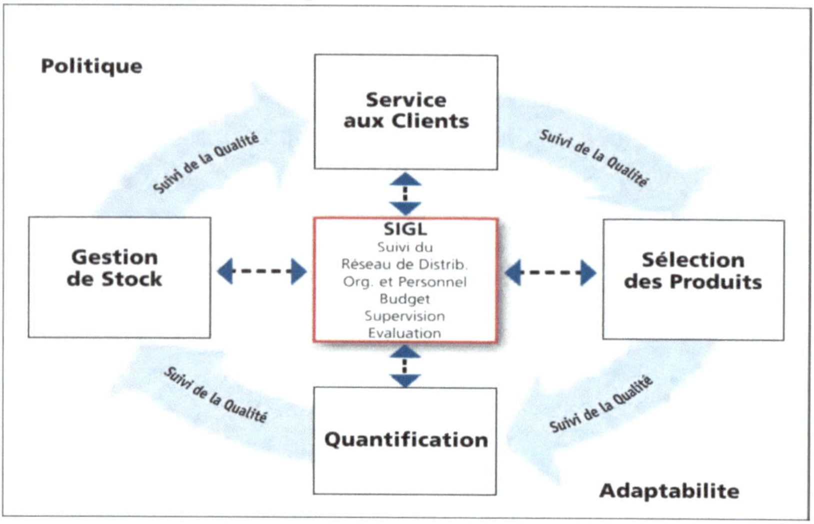

Source : ***USAID DELIVER***

Pole Technique de la Chaine Logistique (approvisionnement)

Dans ce pôle, nous parlons de l'usage de stock les organisations de santé. La gestion des entreprises en général et les hôpitaux en particulier, l'approvisionnement est une fonction essentielle dans les organisations, visant à assurer un approvisionnement adéquat et une disponibilité optimale des produits nécessaire à son activité. Elle englobe l'ensemble des processus liés à l'acquisition, au stockage et à la distribution des produits, qu'il s'agisse de bien matériel, des produits finis ou de fourniture médicale.

Le fonctionnement des hôpitaux est conditionné par la présence des médicaments, non seulement la consommation de ces derniers à répondre à un besoin de santé mais également, ils permettent de soigner et de soulager des maladies, d'améliorer le bien-être et la qualité de vie des populations.

On parle principalement de la fonction d'approvisionnements dans le domaine des entreprises industrielles ou du secteur de la distribution. Cela concerne l'exécution opérationnelle de l'achat. Elle s'inscrit fonctionnellement dans le management de la supply Chain (Olivier Brunel & P MENEGE, 2019). Cette fonction traite ainsi de la planification et de mouvement de stock physiques entre les structures et leurs fournisseurs, incluant les problématiques de commande ou d'appels de livraison, de gestion des stocks, de magasinage et de logistique liée au transport en amont.

C'est ainsi que l'approvisionnement désigne la fonction qui consiste de définir quand et combien commander (Fabrice Mocellin, 2019). Autrement dit, l'approvisionnement est un ensemble d'actions prises par les entreprises en vue de se doter des biens et services, conditionné par certains nombres des choix qui sont représentés pour le gestionnaire afin de gérer quelques contraintes. Cette dernière correspond donc à l'exécution et à la gestion opérationnelle des contrats d'achat. C'est pourquoi, toutes les entreprises placent la fonction d'approvisionnement comme un élément stratégique impliquent ainsi l'acquisition des biens ou de service auprès des fournisseurs.

Sources des approvisionnements des produits et équipements médicaux

Les approvisionnements utilisés dans les hôpitaux proviennent de sources distinctes, soit les organisations les acquièrent directement, soit, ils sont donnés par la communauté nationale et internationale, ou encore prêtés par des collaborateurs. Normalement, les organisations médicales combinent toutes ces sources, ce qui a des avantages et des inconvénients, et on n'est toujours pas en position de choisir entre elles, quelle est la plus adéquate à la situation. Cependant, dans la mesure du possible, la décision doit être prise sur base des critères techniques. C'est un ainsi que ces sources sont présentées ci-dessous :

- **Source directe ou les achats**

Les achats sont les principales sources d'approvisionnements dans les entreprises en général et les hôpitaux en particulier. Ceux-ci peuvent être nationaux (locaux) et internationaux (externes). Pour décider pour l'une ou l'autre modalité, il faut prendre en compte certains aspects tels que : Achat local : dépend de critères divers, tels que la disponibilité locale des produits demandés, la qualité et la quantité de ce qui peut être trouvé localement, l'urgence avec laquelle les produits sont désirés contre le temps pour les faire venir de l'étranger. Mais dans tous les cas, il faut vérifier la relation coût-qualité pour laquelle il est important de compter sur une assistance technique.

Comme il est fréquent d'avoir des problèmes d'espace pour le stockage, il est parfois possible de négocier avec le ou les vendeur (s) local (locaux) pour que le produit acheté soit gardé dans ses propres installations ou soit livré à la demande.

Achat externe **:** souvent, la disponibilité locale d'articles spécifiques représente une difficulté ou la qualité/quantité des articles disponibles localement n'est pas suffisamment bonne pour remplir avec efficacité les besoins. Dans ces cas, les achats externes sont une option.

Mais pour acheter, les organisations doivent respecter l'ensemble du processus d'achat qui est une étape clé qui permet à un approvisionnement interrompu des biens importants pour assurer le fonctionnement efficace des organisations (PNAM, 2020).

De manière générale, le processus d'un approvisionnement standard suit le Voici les étapes suivantes :

- Identification d'un besoin : L'entreprise identifie les besoins en biens ou services qu'elle doit se procurer pour continuer ses activités ;
- Quantification de ou des produit (s), cette étape ne peut être faite que, lorsque le budget est connu ;
- Planification des achats est une étape très complexe ; car, elle fait appel au choix du fournisseur par l'appel d'offre lorsque le fournisseur n'est pas connu, le choix du marché, le mode de transport, quand il faut acheter etc. ;
- Sélection du fournisseur : la sélection d'un ou des fournisseur (s) est une étape très technique et administrative permettant à l'organisation d'évaluer les offres qui été soumise à l'organisation et de sélectionner un candidat ayant le rempli tous les critères et u-il est le moins disant.
- Négociation des conditions et émission du bon de commande : Les modes de paiement sont connus à l'avance avec celui qui a gagné le marché tout en le remettant un bon de commandes des achats de manière officielle.

- Création d'une demande d'achat : c'est une demande formelle et raisonnée, établie dans les normes tout en respectant la spécification technique du produit requis.
- Réception des produits et le contrôle de qualité : cette activité de gestion est effectuée lorsque les articles sont livrés dans une formation sanitaire, ce dernier vérifie les produits distribués pour s'assurer de la conformité de ces derniers aux normes de la spécification techniques de qualité et quantité requises.
- Rapprochement de la facture fournisseur reçue avec le bon de commande émis : dès que les preuves de paiement sont perçues, il est important de confronter les informations du bon de commande et celle de la facture pour s'assurer de la conformité des informations voir même du montant payé.

Chacune des organisations a des processus appropriés des achats tout en tenant compte de la nature de l'entreprise et sa taille ou capacité d'accueil.

v **Les dons**

Les dons peuvent arriver à constituer la proportion la plus grande des approvisionnements qui sont gérés dans les hôpitaux. Quand il s'agit d'articles qui n'ont pas été demandés, non prioritaires ou inadéquats pour répondre aux besoins ressentis, ils deviennent une complication sur le plan logistique et un cout inutile en charge de l'organisation médicale sur le plan économique et financier.

Cependant, ces derniers viennent souvent pendant les périodes de crise ou d'urgence (épidémies et pandémies) et sont très importants car, ils peuvent rendre un grand service et se convertir en un grand soulagement non seulement pour la population affectée mais aussi pour les coûts d'opération des organisations. De plus ils stimulent et renforcent la solidarité.

v **Prêts**

Il s'agit ici des personnes, organisations ou entreprises privées, qui canalisent leur contribution à travers la modalité de la prestation gratuite de services ou le prêt d'équipements ou fournitures durant une phase spécifique. Même si beaucoup sont des offres et envois spontanés au moment de l'urgence ou d'une situation indésirable, il est nécessaire de les avoir identifiés et établis des accords antérieurs pendant la phase de planification.

Méthodes des Approvisionnements

Face aux défis et contraintes mentionnés par les approvisionnements, plusieurs méthodes sont utilisées par les responsables des approvisionnements dans les organisations (Jennifer, 2022). Le choix des approvisionneurs ou des entreprises doit tenir compte des analyses rigoureuses se basant sur la spécialité du secteur auquel il évolue. Généralement on distingue deux principales catégories de méthodes d'approvisionnement : la méthode dite analytique et la méthode base sur la demande.

La Méthode dite Analytique

Cette méthode représente deux catégories : la méthode empirique et prévisionnelle.

- **La méthode empirique**

Cette méthode permet de déterminer les besoins en approvisionnement, elle s'appuie sur les données des années précédentes (historique), en particulier les informations relatives aux ventes ainsi qu'aux achats réalisés auprès des fournisseurs. Dans la Pratique simple, cette dernière ne prend pas en compte les évolutions du marché, mais se base sur les données du passée.

- **La méthode prévisionnelle**

Comme la précédente, la méthode repose sur l'historique de ventes et achats. À la différence qu'elle paraît plus pertinente et adaptée aux évolutions, puisqu'elle intègre d'autres composantes tels que : le contexte économique, socio-culturel, etc. Cette dernière demande des techniques d'analyse les plus approfondies telles que les processus du marché.

Méthode basée sur la commande

Elle à son tour regroupe aussi un ensemble des catégories dont il s'agit de :

- **La méthode juste-à-temps**

La méthode juste-à-temps (JAT), l'acquisition des articles ou produits s'effectue que base sur la demande. Elle ne pense pas aux anticipations et évite le surstockage. C'est ainsi qu'elle repose sur des fournisseurs très réactifs et agiles.

- **Le Kanban (méthode du point de commande)**

C'est une méthode qui met en place un stock appelé minimum à maintenir. Lorsque l'entreprise ressent un besoin, elle opte pour choix la méthode de point de commande, pour garder même niveau de stock.

- **La méthode calendaire**

Elle consiste à déterminer un stock minimum au préalable, et commencer à acheter les articles marquants à un moment précis. Elle oblige une stabilité de vente et une certaine mobilité des stocks. En cas des pénuries et hausse de prix imprévue, les organisations font face à des risques probants de tomber en situation de rupture.

- **Management de Ressources de Production (MRP)**

Le MRP est une méthode généralement orientée à l'achat de pièces de recharge propre aux outils ou des moteurs de production. Son approvisionnement nécessite des exigences des fabrications et techniques appropriées à chacune des entreprises.

C'est ainsi que, nous disons cette dernière n'est pas bien adaptée dans les organisations de santé en raison de sa nature de réapprovisionnement.

Méthodes de classification de gestion des stocks

Pour réduire ses coûts de gestion, l'entreprise met en place des méthodes de suivi administratif des stocks, tout en classant les articles stockés selon les quantités et leur importance (valeur) pour chaque article concerné (A. Gratacap & P. Médan, 2009) :

Selon la méthode 20/80 (loi de Pareto)

Cette méthode permet de répartir les articles en deux catégories qui sont :

- Catégorie n°1 : 20% des articles qui représentent 80% de la valeur du stock

- Catégorie n°2 : 80% des articles qui représentent 20% de la valeur du stock

Selon la méthode ABC

Cette méthode est une démarche destinée à fournir les données importantes sur les coûts et les marges. Mais également d'améliorer l'utilisation des ressources disponibles afin d'éclairer les choix de sous-traitance, toute en aidant à la définition de l'organisation des compétences ou en dotant l'entreprise de tableaux de bord orientés vers le pilotage des performances (ABBAS Sonia & MEZIANI Sarah, 2018).

Elle vise à aider le gestionnaire à consacrer plus d'attention aux unités importantes d'un groupe de produits en stocks. Les stocks sont organisés en trois catégories qui suivent :

- Classe A : 10 à 20% des articles de stock représentent 70 à 80% de la valeur totale du stock ; leur bonne gestion est impérative.
- Classe B : 20 à 30% des articles représentent 10 à 20% de la valeur totale du stock ; leur gestion est plus ou moins importante.
- Classe C : 50 à 60% des articles représentent 5 à 10% de la valeur du stock totale ; leur gestion n'est pas prioritaire.

Modèle de Wilson

C'est un procédé mathématique aidant aux gestionnaires de passer aux éléments de calcul sur la fréquentation, quantité et le moment qu'il faut passer commandes pour une saine utilisation de stocks.

Il convient de préciser que cette méthode est appliquée généralement dans les entreprises industrielles, dans le cadre de ce travail, cette dernière est utilisée pour assurer un approvisionnement optimal des médicaments et autres produits pharmaceutiques dans les milieux hospitaliers.

Comme ce dernier est une méthode mathématique, son application nécessite la connaissance du niveau de commande d'un ou des produits, du cout de commande ou passation associé au cout de stockage ou de possession.

La formule du modèle de Wilson est la suivante :

$$Q = \frac{\sqrt{2xKxD}}{G}$$

Légende :

Q : quantité optimale de la commande

D : demande annuelle de la matière ou produit concerné

K : cout associé de chaque commande passée

G : cout de stockage dans l'entrepôt d'une unité de produit pendant une période précise.

2 : constante.

Ce modèle vise à optimiser le volume d'achat de tous les produits nécessaires, tout en précisant quand passer une commande à un fournisseur et en quelle quantité.

Pole Organisationnel de la chaine d'approvisionnement ou logistique

Dans cette section de notre mémoire, nous allons exploiter les éléments qu'ils nous semblent nécessaires sur l'organisation des approvisionnements dans le secteur de santé de la manière suivante :

- La sélection des médicaments et autres intrants de santé ;
- Prévisions et quantifications des produits pharmaceutiques ;
- Planification des achats et achat des médicaments et autres réactifs médicaux ;
- Gestion des stocks ;
- Transport et distribution des médicaments et autres produits pharmaceutiques ;
- Utilisation rationnelle des médicaments.

Sélection des médicaments et autres produits pharmaceutiques

La sélection renvoi à l'idée de choisir, trier ; les besoins sont immenses pour répondre au problème des médicaments afin de satisfaire les millions des malades dans leurs besoins en termes de médicaments. Comme l'aspect financier pose toujours problème pour résoudre efficacement tous les problèmes en rapports avec la demande en médicaments, c'est ainsi que l'idée de sélection est jaillie pour résoudre aux problèmes prioritaires.

La sélection des produits de santé est un élément clé de la chaine logistique dans la politique pharmaceutique nationale et garantit que les patients auront accès aux bons produits. Elle est directement liée au service du consommateur (malade) dans le fait que le processus de sélection définit quels produits seront achetés et utilisés dans le système de santé ainsi que la gamme de produits qu'un malade pour accéder (USAID/ PROJET DEVIVER, 2011).

Le processus de sélection des produits de santé détermine quels médicaments sont nécessaire pour les soins de santé prévu par les structures/ Programmes de santé. Les produits sont sélectionnés ou ajoutés à une liste nationale de médicaments essentiels ; et ils figurent dans des protocoles de traitement standard. Les produits doivent également être enregistrés pour l'utilisation dans le pays.

C'est ainsi que, la liste nationale des médicaments essentiels (LNME) reste un instrument stratégique permettant un bon usage triage des produits à la résolution des problèmes sanitaires et assurer une bonne utilisation des médicaments (Mini santé RDC, 2010).

Appart la liste nationale des médicaments essentiels, les organisations de santé font recours aussi à la morbidité ou la pathologie dominante selon la région où est installée la formation sanitaire au moyen d'un protocole de traitement standard.

Les critères clés pour la sélection des produits pharmaceutiques auxquels les responsables de la chaine d'approvisionnement prennent en compte pour l'acquisition et la distribution nationale dans un système de santé public doivent impérativement répondre à quatre critères suivants (USAID/ PROJET DEVIVER, 2011) :

- Figurer sur la liste nationale de médicaments essentiels
- Être enregistrés pour l'utilisation dans le pays
- Être inclus dans les protocoles de traitement standard

- Remplir toute condition subordonnée par les donateurs pour l'achat de produits avec leurs fonds.

Quantifications des médicaments et autres produits de santé

La quantification des produits pharmaceutiques est comprise comme un processus d'estimation ou de détermination des quantités et des coûts des produits nécessaires à un service ou un établissement de santé peut acquérir en fonction de ses besoins et de ses ressources disponibles (USAID/ PROJET DEVIVER, 2011).

C'est pourquoi, elle répond toujours à la question : quelle est la quantité d'approvisionnement nécessaire et quand devrait-elle être livrée ? Au regard de cette question majeure, la quantification comprend à la fois les prévisions et la planification de l'approvisionnement.

Figure 2 : Étapes de la quantification

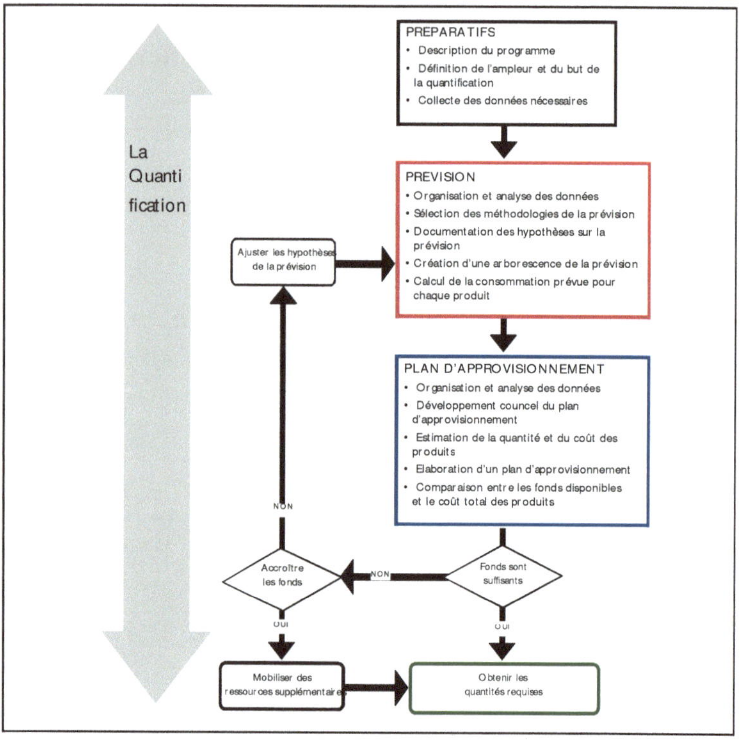

Source : USAID/ PROJET DEVIVER (2011).

Planifier et quantifier les besoins en médicaments et autres produits de santé relèvent autant de l'art que de la science, surtout pour les nouveaux programmes de santé. En effet, pour certains programmes, il n'existe pas de données historiques sur lesquelles on peut se baser pour prévoir le futur. C'est l'une des raisons pour lesquelles, il est recommandé d'utiliser de plusieurs méthodes de quantification des besoins en médicaments et autres produits de santé plutôt qu'une seule (Mini-santé, 2020).

Une bonne prise en charge est influencée à la présence des médicaments de qualité pour un traitement efficaces des différentes pathologies dans chacune des régions grâce à l'acquisition renouvelée des produits pharmaceutiques à l'aide d'une bonne quantification (Joris LOSIMBA L. & John OTSHUDIEMA O, 2015).

C'est dans cette optique que la quantification sert à assurer à chaque établissement de soins un approvisionnement approprié en médicaments et autres produits de santé pour lui permettre de traiter le nombre de cas prévus, de satisfaire les besoins des clients ou des patients et de façon plus générale, de promouvoir et de maintenir une utilisation rationnelle des médicaments et autres produits de santé et donc des ressources.

- **Objectifs de la Quantification**

Le principal objectif de cette fonction est celui d'assurer à un service ou établissement de santé un approvisionnement de qualité pour soulager les patients et satisfaire les besoins des usagers dans leurs structures respectives.

- **Importance de la quantification**

La quantification est une activité cruciale de toute chaine logistique en santé, elle relie l'information sur les services et les produits entre les niveaux du système avec les politiques et plans au niveau national, ce qui permet de prévoir les quantités et les coûts des produits nécessaires à un service ou établissement de santé (USAID, 2011). Elle est importante pour une prise de décision informée dans la chaîne d'approvisionnement en ce qui concerne la sélection des produits, le financement, l'achat et la livraison.

C'est ainsi que, les résultats d'un exercice de quantification permettent aux responsables des services ou établissements de :

- Identifier les besoins de financement et les insuffisances de fonds en matière d'achat des produits nécessaires ;
- Tirer le meilleur parti des sources, des montants et de la coordination des engagements de financement afin de maximiser l'utilisation des ressources disponibles ;
- Préconiser des ressources supplémentaires si nécessaire ;
- Développer un plan d'approvisionnement qui va permettre aux logisticiens médicaux de coordonner les achats et les calendriers d'expédition afin de garantir un approvisionnement continu des produits.

Processus de quantification

Comme les sources des informations importantes qu'on aura à utiliser lors la quantification sont connues, les prévisions et la planification des approvisionnements sont les éléments incontournables dans le processus de quantification des médicaments et autres produits pharmaceutiques.

La prévision :

La prévision renvoie à l'idée d'estimation qui tient compte des quantités réelles des produits pharmaceutiques qui seront effectivement achetés après les calculs de la quantification. Appart les informations qui servent l'équipe de quantification d'être orienté aux besoins réels des organisations de santé, la prévision utilise ou prend compte aussi les éléments suivants :

- Les financements disponibles et les besoins réels ;
- Les produits en stocks ;
- Méthode d'approvisionnement employée ;
- La capacité de l'entrepôt ;
- Le conditionnement des produits utilisés.

Comme la prévision répond à la question : Combien de produits faut-il, en quantité, pour répondre aux besoins de santé de la population ? La prévision peut être basée sur l'historique de la consommation (les quantités dispensées ou utilisées), les services, les données démographiques ou de morbidité ainsi que des hypothèses au sujet de la demande à venir, les programmes planifiés et la performance. Lorsque les données historiques ne sont pas disponibles ou sont peu fiables, des hypothèses seront également indispensables pour estimer la performance programmatique et la consommation de produits (JSI & SIAPS, 2016).

Il sied de préciser que les hypothèses auxquelles nous faisons appels ici, il s'agit des expériences des gestionnaires de la chaine d'approvisionnement et tous autres membres de l'équipe chargée pour la quantification. C'est ainsi que nous avons jugé utile de présenter les informations auxquelles se base la prévision sous forme tabulaire.

Tableau N° 01 : Données relatives à la base des prévisions

Types de données	Données ou Informations
Données de consommation	• Quantité de produits distribués aux patients ou utilisateurs au cours • de la période antérieure • Nombre de jours de rupture • Quantités de produits perdus (périmés, avariés, vols, casses, …) • Quantités de produits utilisés pour les campagnes
Données de la morbidité	• Incidence du paludisme • Incidence de la tuberculose • Prévalence du VIH • Taux de migration • Taux de décès • File active • Taux d'attrition des patients sous ARV
Données de statistiques de services	• Nombre des enfants malnutries reçus • Nombre de personnes dépistées au VIH • Nombre de cas présumés de tuberculose • Nombre d'enfants contact tuberculose • Nombre d'anciennes et nouvelles utilisatrices des méthodes contraceptives par marque et par méthode • Nombre de tests réalisés HIV, HBS, SYPHILIS • Nombre d'enfants vaccinés par antigène • Nombre de cas par pathologie (IRA, Diarrhée, Choléra, …) • Nombre de personnes dépistées à HBS, HBC • Proportion d'hépatite B chronique • Cas de paludisme simple par tranche d'âge • Nombre de femme enceinte reçu en CPN1, CPN2, CPN3, CPN4 • Nombre de cas de paludisme grave
Données démographiques	• Population générale • Proportion des femmes dans la population générale • Proportion des femmes en âge de procréer • Taux d'accroissement de la population

Source : LOMPEMPE, B.G et al 2024

Plan des Approvisionnements

On attend par plan de d'approvisionnement comme un processus d'approbation des bons de commandes pour chaque type de demande d'achat et établit des flux de travail pour minimiser les retards, les gaspillages et les inefficacités.

Il est le résultat final de la quantification, il fournit en détails les quantités totales de produits ainsi que leurs coûts permettant d'alimenter les services ou établissements. Pour garantir un approvisionnement optimal et de calendrier exact de livraison, il est préférable de tenir compte de délai d'approvisionnement, de niveau minimum et maximum de stock et enfin des dates souhaitées pour les livraisons (JSI & SIAPS, 2016).

C'est ainsi que, les financements disponibles couvrent les besoins sur la période, alors les résultats de la quantification pourront être présentés et validés par le comité de gestion de chaque organisation (structure) et dans les échéants par le ministère de tutelle. A titre illustratif le ministère de la Santé Publique.

Si par contre les financements ne couvrent pas les besoins estimés et qu'il n'est pas possible d'obtenir des financements additionnels après mobilisation des ressources, la structure en charge de la coordination devra demander un ajustement des données, cibles utilisées dont la quantification devra être révisée à nouveau avant sa validation.

Planification des achats et achats des médicaments et autres produits de santé

La maitrise d'une bonne planification au sein du processus d'achat représente aujourd'hui une nécessité pour toute organisation en générale et les formations médicales en particulier. En effet, cette planification vise à satisfaire les attentes des patients et personnels de santé en termes de produits pharmaceutiques avec efficacité et efficience tant sur le plan de délais de livraison, que dans le cadre de la qualité de disponibilité des médicaments et la réduction des situations de ruptures de stocks voire de surstockage.

Maitriser les activités du processus d'achat devient aujourd'hui une composante incontournable dans la mise en œuvre des stratégies de chaque organisation en vue de répondre aux exigences de régularité et à des orientations de performance (résultat escompté) EL OUARDIGHI A. & RHATAY K. (2022).

La fonction d'achat est une fonction polymorphe avec les structures et des processus très différents d'une firme à une autre. Elle constitue une collection de métiers qui se distinguent par certaines tâches mais rassemblent par une unité de but, celle de satisfaire les attentes des clients (malades). Elle permet aux organisations de sélectionner les candidats les moins disant en vue de fournir les produits ressentis notamment : les fournitures et autres intrants dont a besoin. (O. ALLAL CHERIF et al, 2015).

De tout ce qui précède, il existe quatre catégories des activités des achats des marchandises ou biens dans les organisations peuvent se distinguer dont nous avons :

- Activités liées à la connaissance des besoins et des préconisations techniques ;
- Celle liée à l'identification d'une source d'approvisionnement ;
- La planification des achats ;
- Les activités administratives de gestion des achats (AO, contrat, bon de commande etc.)

Dans le cadre de notre mémoire, nous avons jugé pour essentiel que, les procédures et les processus d'achat sont deux activités importantes qui permettent d'assurer que les bons produits sont disponibles dans les organisations et qu'ils sont disponibles pour la distribution quand ils en ont besoin.

Procédure d'achat

Pour être plus explicite, après avoir être en possession des informations liées aux besoins ressentis, les prévisions et quantifications estimées ; les membres de la chaine d'approvisionnement qui interviennent à ce niveau (stade), doivent tenir compte les étapes suivantes :

- Etude du marché ;
- Choix du fournisseur par moyen d'appel d'offre ;
- Négociation avec le fournisseur retenu sur les points liés à la qualité, au prix, les délais de livraison et le mode de transport si possible.
- La signature du contrat.

Processus d'achat

Comme toutes les procédures sont mises en place, le responsable des achats avec son équipe à leur tour, doivent également respecter quelques étapes pour l'acquisition des biens exprimés par les intéressés (malades et personnels de santé). Ses étapes sont les suivantes :

- Exécution du contrat au moyen d'un bon de commande tout en respectant les spécifications techniques,
- La livraison des produits commandés ;
- La réception et contrôle càd vérifier la conformité entre le bon de commande et celui de livraison par les éléments tels que : la qualité, la quantité, les dates de péremptions et enfin les emballages.

Gestion des stocks dans la chaine d'approvisionnement

Nous entendons parler de stock comme « un semble de marchandises ou d'articles accumulés dans l'attente d'une utilisation ultérieure plus au moins proche et qui permet d'alimenter les utilisateurs au fur à mesure de leurs besoins sans leur imposer les délais et les à-coups d'une fabrication ou d'une livraison par des fournisseurs (ZARMATI, P. et MORCELLIN, F., 2005)

Plusieurs entreprises font face à la problématique de gestion de stock, car une bonne utilisation de stock permet à l'organisation d'assurer la pérennité et rend opérationnelle l'ensemble des activités de l'entreprise.

C'est ainsi que l'organisation panafricaine de santé et l'organisation mondiale de santé pensent que la gestion de stock ne constitue pas seulement à déterminer le moment et la quantité d'article mais également elle est un processus crucial pour la protection des approvisionnements, l'organisation d'un ou plusieurs entrepôt (s), la sécurisation des produits pour leur distribution et l'utilisation rationnelle des

produits dont a besoin pour soulager, rétablir, améliorer l'état de santé de la population (OPS &OMS, 2003).
Vu l'importance qu'accorde la gestion de stock dans les organisations en général et les hôpitaux en particulier, nous avons préféré de la structurée dans les six (6) points suivants :

- L'objectif de gestion de stock ;
- Outils de gestion de stock ;
- Différents niveaux de gestion de stock ;
- Mode de sortie ou valorisation de gestion de stock

Objectif de Gestion de stock

L'usage rationnel de stock reste un élément incontournable dans les organisations, a pour objectif de disposer des produits de qualité, dans un entrepôt adapté et à une date recommandée. Cela nécessite des mouvements d'entrée des stocks tout en connaissant la période de passation des nouvelles commandes, la quantité recommandée et le lieu de stockage.

Outils de Gestion de stock

Les Organisations sont appelées à effectuer certains mouvements d'entrées et sorties des produits ainsi que les différents sites d'entreposage (stockage) qui sont considérés comme les activités principales et transversales et constituent une étape importante dans l'utilisation de stocks. C'est pourquoi, Il est évident de bien maitriser certains outils pour le bon usage de manière efficace de cette gestion de stock.

C'est dans cette optique que, nous regroupons les outils de gestion de stock en deux catégories qui sont les suivantes : les outils transactionnels et les outils de gestion.

- **Outils transactionnels**

Les outils transactionnels dont nous faisons allusions dans ce mémoire sont : le bon de commande, bon de livraison, la facture etc.

Bon de commande (BC)

C'est un document établi par l'acheteur vers son fournisseur qui confirme l'exécution du contrat d'achat contenant un certain nombre d'information sur les spécifications techniques des produits commandés, le prix unitaire et enfin le montant de la commande à lancer.

Tableau N° 02 : relatif au modèle d'un bon de commande

Lieu, le …/Mois/Année

BON DE COMMANDE N°……

Date de commande :

Date de livraison :

Adresse du fournisseur :

REF	DESIGNATION	PRIX UNITAIRE HT	QUANTITE	PRIX TOTAL HT	TVA	TOTAL TTC

Bon de livraison

Le bordereau de livraison c'est un document établi ou émis par un fournisseur au client suite aux demandes formulées et précisant le contenu d'une livraison généralement précédé par le bon de commande. Ce dernier permet de prouver réellement que les marchandises ont été bien délivrées et souvent est accompagné par une facture.

Tableau N° 03 relatif au modèle d'un bon de livraison

BON DE LIVRAISON N°…

Logo de l'entreprise

Date :

Nom commercial de la Sté Adresse de votre entreprise Téléphone : Site : Mail :	A : Nom du client Adresse : Téléphone : Site internet : Mail :

Votre commande du …………..

REF	Désignation	Quantité commandée	Quantité livrée	Observations

Date de réception :

Signature :

Colisage :

Colis	Poids	Dimensions
Colis1 Colis 2 Colis 3 Colis 4 Colis 5		

Facture

C'est un document à la fois commercial, juridique et comptable établi par un vendeur ou fournisseur pour attester l'achat ou la vente d'un bien et donne les détails sur la nature, quantités et les conditions des achats ou des ventes des marchandises.

Tableau N° 04 relatif au modèle d'une facture

Date :
Numéro facture :

Logo

Nom de l'entreprise :
Adresse :
Numéro téléphone :
Email :

Nom du client :
Adresse :
Numéro téléphone :
Email :

Objet : intitule

Description	Unité	Quantité	Prix unitaire	TVA	Prix total HT
			Montant total HT		
			Remise HT		
			Total net HT		
			TOTAL TVA		
			Montant total		
			TTC		
			Montant payé		
			Reste à payer		

Outils de gestion

Les outils de gestion dont ce livre fait allusion, sont les outils dans lesquels les organisations mettent à la disposition des Gestionnaires de stock pour une gestion efficace des entrées et sorties des articles ou produits et de leurs stockages afin d'éviter ou limiter les situations de rupture de stocks, de surstockage, de vols, de gaspillages, de pertes non justifiées, de péremptions, et tout autre situation imprévisible.

C'est dans cette optique que, nous présentons dans les lignes qui suivent quelques outils de gestion de stocks qu'ils nous semblent être incontournables en matière de stock dont les suivants :

Fiche de stock

La fiche de stock C'est un support de gestion qui donne des informations actualisées des entrées et des sorties des produits ou articles en quantité et en valeurs. Cette fiche est le support de base et considéré comme un passeport en matière de gestion stocks en général et les fournitures médicales (médicaments et autres produits pharmaceutiques) dans le secteur de la santé.

Elle permet de :

- Déterminer la consommation pendant une période donnée ;
- Etablir un budget des approvisionnements à partir des consommations antérieures pour une période avenir ;
- Eviter les ruptures des stocks en comparant le stock disponible avec le stock d'alerte ;
- Connaitre les stocks en quantité et en valeur etc…

Tableau N° 05 : Relatif au modèle de la fiche de stock

<table>
<tr><td colspan="3">Nom du produit :</td><td colspan="2" rowspan="2">Description :</td></tr>
<tr><td colspan="3">Reference (origine) :</td></tr>
<tr><td>Unité :</td><td>Stock maximal :</td><td>Quantité en stock</td><td>Emplacement :</td><td>Ajustement :</td></tr>
</table>

Date	Entrée	Sortie	CMM	Disponible	Valeur	Encours	Qté com	Inventaire

Fiche de mouvement

La fiche de mouvement permet aux gestionnaires de stocks de suivre de manière chronologique les entrées et sorties des articles ou produits dans une organisation. Elle permet de répertorier tous les mouvements de stock dans un seul écran (fiche) afin de fournir aux décideurs une vision claire le niveau de stock pour le maintien du bon fonctionnement des activités de l'organisation.

Tableau N° 06 : Relatif au Modèle d'une Fiche de Mouvement

Désignation :			
Date	Entrée	Sortie	Stock

Fiche de Réception

Comme indique son nom, Elle est annexée au Procès-Verbal (PV) de réception qui fait le compte rendu du déroulement d'une ou des activités de la réception. Elle permet de mentionner les quantités de produit réellement reçues après une livraison ainsi que les observations.

Tableau N° 07 : Relatif au modèle d'une fiche (PV) de réception

Logo de l'organisation ou entreprise

Structure ….

Date ………

<table>
<tr><td colspan="7">PROCES VERBAL DE RECEPTION</td></tr>
<tr><td colspan="7">Nous soussigné
• ………………………………………………………………………
• ………………………………………………………………………
• ………………………………………………………………………
Membres de la commission de réception de………………………
Avons procédé à la réception des articles ci-après selon le bon de livraison N°… du ……..</td></tr>
<tr><td colspan="7"></td></tr>
<tr><td>N°</td><td>Désignation</td><td>Conditionnement</td><td>Quantité</td><td>N° de lot</td><td>Date de péremption</td><td>Observations</td></tr>
<tr><td></td><td></td><td></td><td></td><td></td><td></td><td></td></tr>
<tr><td></td><td></td><td></td><td></td><td></td><td></td><td></td></tr>
<tr><td></td><td></td><td></td><td></td><td></td><td></td><td></td></tr>
<tr><td></td><td></td><td></td><td></td><td></td><td></td><td></td></tr>
<tr><td colspan="7">Commentaire :
……………………………………………………………………………………
……………………………………………………………………………………
……………………………………………………………………………………
………………………………………
Signatures et noms des membres de la commission de réception</td></tr>
</table>

Fiche d'Inventaire

L'inventaire c'est un exercice qui permet aux gestionnaires et comptables d'exercer la comptabilisation des marchandises (articles ou produits) théoriques ou comptable présents dans le stock et les comparer aux stocks physique ou réel afin de déceler les écarts de quantité, les erreurs, les stocks périmés, dormant etc. dans une période donnée.

Cette activité s'organise de manière permanente qu'intermittente par la commission chargée des activités de contrôle de stock.

Cette activité de contrôle permet à l'organisation de :

- Contrôler la consommation (utilisation) de stock, estimer le besoin d'approvisionnement ;
- Evaluer la qualité de la gestion de stock et l'efficacité de procédure de contrôle de stock ;
- Comparer le stock théorique et le stock réel afin de dégager les écarts.

Tableau N° 08 : relatif au modèle de la fiche d'inventaire

N°	Désignation	Unité	Stock		Ecarts
			Théorique	Réel	

Différents niveaux de stock

Tout gestionnaire évoluant dans la gestion de stock a impérativement l'obligation de veiller sur son niveau de stock de son organisation afin de prendre connaissance de ce dernier et faire passer une information auprès de sa hiérarchie sur le niveau de son stock de peur que l'organisation se retrouve devant une situation de rupture ou de surstockage qui sont des situations de crise pour toute organisation.

Il sied de signaler à l'opinion scientifique qu'il y a plusieurs types de stock auxquels les entreprises sont appelées à surveiller afin de limiter le fonctionnement inhabituel de l'entreprise Fabrice Mocellin cité par Abbas sonia & Méziani (2018).

Dans le cadre de ce mémoire, nous présentons les niveaux qui nous semblent être indispensable dans le fonctionnement normal des organisations de santé de la manière suivante :

- Stock d'alerte : Ce stock peut aussi être appelé point de commande, c'est un niveau de stock permettant aux décideurs de lancer des nouvelles commandes et à l'organisation de limiter les risques de rupture de stock (A. Gratacap & P. Médan, 2009). Il est composé du stock minimal (STm), du délai de livraison (DL) et du stock de sécurité (STS). Il est calculé par la formule suivante :

$$STA : STm \times DL + STS$$

- Stock de sécurité : Ce stock c'est une quantité en stock qui permet à l'organisation ou entreprise de pallier aux risques de rupture de stock (Georges javel, 2010). Ce dernier a pour objectif de répondre à un aléa, un évènement, un risque que celui-ci concerne le flux amont ou le flux aval. Les risques potentiels sont florilège tels que : une demande supérieure à la moyenne, un retard de livraison, une panne machine, une grève, ou encore un défaut de qualité. C'est ainsi que ce stock se calcul de la manière suivante :

$$STS: C \times DL$$

- Stock maximum : comme son nom l'indique, c'est la quantité maximale des articles qu'une entreprise peut stocker afin de fournir ses clients au prix bas possibles. Il fixe une marge supérieure à ne pas dépasser de peur que l'entreprisse puisse tomber dans le surstockage. Ce niveau de stock peut se calculer par la formule suivante :

$$STM : STA + QC - STm \times DL$$

- Stock minimum : C'est le volume de stock qui permet couvrir la consommation des articles dans l'intervalle de la période de livraison, il assure la poursuivre une activité normale pendant le délai de réapprovisionnement (entre la date de commande et la date de livraison), c'est ainsi qu'il est demandé aux gestionnaires de bien veiller afin de ne à un niveau inférieur de celui-ci pour ne pas se retrouver dans une situation de rupture ou crise. Cet indicateur de stock se calcul par la formule suivante :

$$STm : STA - STS$$

- Stock moyen : Est le niveau ou la valeur moyenne de stock constaté dans une entreprise pendant une période (un mois, un trimestre, un semestre, voir même une année). Il s'agit d'une moyenne des stocks instantanés relevés à la même période. Le principe de calcul ce niveau de stock est le suivant :

$$STmo = \frac{SI + SF}{2}$$

- Stock mort : Le stock mort ou le stock dormant voir même un stock obsolète est une quantité de produits ou d'articles s'écoulent lentement ou ils sont susceptibles de n'être vendus ou utilisés (consommés). Ce dernier peut être à la base d'une mauvaise prévision des besoins ou de la demande ou soit à la base d'une introduction par le marketing d'un nouveau produit qui déclasse les anciennes références ou encore d'une évolution technologique qui met au rebut les articles ou produits que l'on a dû approvisionner en masse pour éviter des ruptures de pénurie.

Mode de Sorti des Stocks

Les modes de sorties des produits ou articles stockés dans un magasin ou entrepôt s'effectuent selon la méthode choisie par telle ou lette autre entreprise. Les trois méthodes de valorisation de sortie de stock sont les suivantes :

- De méthode de première entrée première sortie (FIFO) ;
- Méthode de dernière entrée dernière sortie (LIFO) ;
- Méthode de cout unitaire moyen pondéré (CUMP)

a) **la méthode de première entrée première sortie** : Cette méthode est connue sous le nom de *First In First Out* (FIFO) constitue l'une des méthodes dites d'épuisement des lots. Le recours à cette dernière permet à l'organisation de s'assurer que les sorties doivent être effectuées que selon l'ordre des entrées. Elles sont à ce titre valorisées par ordre chronologique aux coûts des entrées. Par voie de conséquence, le stock final est valorisé au coût des dernières entrées. L'avantage est que la valeur du stock se rapproche de la valeur de renouvellement au fur et à mesure de l'épuisement des lots les plus anciens. L'inconvénient et qu'il faut, dans les calculs, tenir compte de l'importance de chaque lot et en surveiller l'épuisement.

b) la méthode de première entrée dernière sortie

Cette deuxième méthode constitue la seconde méthode dite d'épuisement des lots. Les lots entrés sont individualisés mais les sorties s'effectuent, par épuisement successif des lots, des plus récents aux plus anciens.

La méthode (LIFO) présente pour principale avantage, la valorisation des sorties au prix des entrées les plus récentes. Elle présente néanmoins l'inconvénient de sous-évaluer le stock final (stock évalué au prix le plus ancien).

c) La méthode de cout unitaire moyen pondéré

Cette méthode permet de valoriser le stock et les sorties de stock au coût moyen unitaire pondéré. Cette dernière exige que ce coût moyen soit calculé ou recalculé pour toutes sorties de la période, ou bien après chaque nouvelle entrée en stock.

Elle peut être calculée de deux formules suivantes selon le type de la situation qu'on se retrouve :

CUMP calculé en fin de période : consiste à valoriser les sorties au coût unitaire moyen des entrées (stock initial et entrées de la période). Chaque coût unitaire est pondéré par la quantité entrée à ce coût.

Le coût unitaire moyen pondéré est calculé par la formule suivante :

$$\text{CUMP} = \frac{\textit{Stock Initial en valeur} + \textit{entrée de la période en valeur}}{\textit{stock initial en quantité} + \textit{entrée de laa période en quantité}}$$

CUMP calculé après chaque entrée : cette méthode consiste à valoriser les sorties au coût moyen pondéré calculé après chaque entrée sans attendre la fin de la période de référence.

$$\text{CUMP} = \frac{\textit{Valeur en stock avant entrée} + \textit{valeur de l'entrée}}{\textit{Quantité en stock avant entrée} + \textit{Quaantité entrée}}$$

Distribution et transport des médicaments et autres produits pharmaceutiques

La logistique de distribution est une partie de supply chain (chaine logistique) la plus sophistique et la plus dynamique, son fonctionnement ne peut être rationnel qu'avec un des outils de transport les mieux adaptés pour assurer sa mission. C'est ainsi que, nous avons jugé utile dans le cadre de ce travail de les mettre ensemble sous une section parce qu'elles sont les activités qui marchent de paires.

La distribution comme une étape de la chaine logistique pharmaceutique est un ensemble d'activités ou tâches dont l'objectif est de faire en sorte que les articles commandés par le client soient livrés au bon endroit, au bon moment, à une bonne quantité, à une bonne qualité exigée et au bon prix. Elle se traduit par l'organisation, la planification et la réalisation des acheminements de marchandises depuis le lieu de prélèvement chez le fournisseur (fabricant, distributeur) jusqu'au lieu de consommation finale (ENNESRAOUI Driss, 2022).

La logistique de transport est d'une croissante importance dans les dernières décennies car, elle occupe une position de plus en plus significative dans la distribution, livraison et ventes des marchandises et facilite la rapidité en termes de livraison des produits commandés (SABIR H.. ,2020).

En RDC, la livraison des intrants médicaux et autres réactifs se réalise à l'entremise des centres de distributions régionaux dont le programme national d'approvisionnement en médicaments est l'organe qui met en place la politique pharmaceutique en application à travers le ministère de la santé publique du pays. En effet, pour assurer une distribution de manière efficace, elle doit se faire au niveau régional ou provincial, il est évident d'observer les éléments suivants :

- Décrire un plan de distribution (axes de distribution) ;
- Déterminer les moyens de transports pour chaque axe ;
- Déterminer le nombre de kilomètre, nombre de jours à parcourir ;
- Déterminer les barrières ou risques de distribution ;
- Décrire une cartographie sanitaire c'est-à-dire les structures accessibles et difficilement accessibles ;
- Déterminer à combien de temps prendra fin la distribution.

Il est à noter que, **d**ans les pays en développement de manière générale et particulièrement la RD Congo, Certaines parties du pays sont totalement enclavées par manque de communication adéquate, inaccessibilité par mauvais état de routes, etc. quelques soit les difficultés précitées, le responsable de la logistique doit tout faire pour que les médicaments soient arrivés à la destination parce qu'il s'agit de sauver la vie des êtres humains.

Utilisation rationnelle

Les produits de santé, sont des piliers essentiels ou incontournables pour le développement du système de Santé, mais, ils connaissent des problèmes liés à la disponibilité, l'accessibilité, la qualité, la gestion ou l'utilisation rationnelle (Mini santé RDC, 2020).

Les médicaments peuvent améliorer énormément la santé lorsqu'ils sont utilisés correctement et à bon escient. Mais, la fréquence des risques médicamenteux ne cesse à augmenter et peuvent être à l'origine de souffrances humaines et des coûts financiers inévitables. C'est ainsi que les personnels de la santé doivent être conscients de leurs responsabilités et de se rassurer que l'utilisation des médicaments prescrits pour les patients est la plus sûre.

Les pays de l'Afrique subsaharienne font face aux défis posés par l'utilisation des médicaments et autres produits de santé potentiellement inappropriés lors de la prise en charge (Hervé Heine et al, 2016). L'utilisation des produits pharmaceutiques doit être justifiée sur le plan thérapeutique et de gestion voir même du point de vue économique tant chez les professionnels de santé que chez les consommateurs (Nzolo et al, 2013).

De tout ce qui précède, Pour répondre à ce challenge d'utilisation des médicaments et de la politique pharmaceutique, ce manuel suggère aux pays en voie de développement une mise en place des Comités Pharmaceutique et Thérapeutique (CPT) dans les Hôpitaux Généraux de Référence (HGR) afin d'offrir à tout le personnel de l'hôpital de collaborer ensemble pour une prise en charge des soins de santé de qualité.

Outre l'installation des comités Pharmaceutique et Thérapeutique (CPT) au sein des hôpitaux, ce dernier présente de manière distincte et idéale les différentes étapes de l'utilisation rationnelle des médicaments en passant ou exploitant les outils tels que la liste nationale des médicaments essentiels et les protocoles de traitement standards de la manière suivantes :

- ***Prescription :*** le professionnel de santé prescripteur doit choisir un médicament approprié pour une situation clinique spécifique, tout en tenant compte des facteurs individuels du malade. Ce dernier doit à tout prix préciser le mode d'administration, la dose et la durée la mieux adaptée que doit prendre la prise en charge.
- ***Dispensation*** : un pharmacien ou son assistant doit veiller à la vérification de l'ordonnance écrite par le médecin consultant avant de remettre les médicaments aux patients.
- ***Administration :*** lors de l'administration d'un produits X, le médecin prescripteur doit toujours veiller aux situations allergiques de ses patients, la dose adaptée à chaque patient et le moment à administrer les médicaments.
- ***Surveillance :*** elle permet à une attention particulière à des patients en vue de s'assurer l'utilisation efficace et efficiente des produits de santé.

PARTIE II : OBSTACLES ET STRATEGIES POUR ASSURER LA GESTION DE LA CHAINE D'APPROVISIONNEMENT PHARMACEUTIQUE

Un tiers de la population mondiale n'a pas accès aux médicaments essentiels, qui sont vitaux pour la prestation de services de santé de qualité (OMS, 2018). Les médicaments doivent être sûrs, efficaces, abordables, adéquats et disponibles au bon moment et aux doses appropriées (Adut Jervase Manyuat et al, 2021).

La gestion de la chaine d'approvisionnement dans le domaine industriel que de service reste un élément clé qui facilite le bon fonctionnement des organisations. Elle joue un rôle incontournable dans l'interface entre l'intervention des praticiens de santé et la récupération réelle des patients (Derrick Omoga O, 2021).

L'approvisionnement constitue une activité essentielle traditionnellement associée aux fonctions logistiques générales. De nos jours, l'approvisionnement en produit de santé est soumis à des nombreuses contraintes. Certaines d'entre elles sont rattachées à l'environnement interne (le budget, l'espace d'entrepôt voire le personnel), alors que d'autres sont d'origine externe (nature de la demande, les fournisseurs etc.) (Maxime Jacob, 2014). Sa gestion est généralement d'origine multidisciplinaire, impliquant les responsabilités partagées de divers personnels hospitaliers et suit des directives spécifiques.

L'accès aux médicaments et autres produits pharmaceutiques reste un défi majeur, notamment dans les pays à faible revenu. Les principaux obstacles comprennent de bonne gestion et de règlementation, la hausse de prix, les pénuries et les ruptures de stock et même les situations catastrophiques qui limitent les collaborations avec les partenaires comme l'a montré récemment la pandémie à covod-19 (OMS, 2020).

La chaîne d'approvisionnement pharmaceutique implique la disponibilité des ressources de santé notamment les équipements, médicaments ainsi que d'autres intrants médicaux aux prestataires de soins de santé et aux patients en temps opportun. L'acquisition de ces derniers est corrélée à une prestation efficace des services de santé (Zamzam et al., 2021).

Malgré les atouts qu'apporte la chaine d'approvisionnement, les organisations de santé sont toujours confrontées à des contraintes énormes comme : l'indisponibilité des équipements et fournitures médicaux en raison des retards de livraison, des risques liés à la chaîne d'approvisionnement, de l'inexorabilité due aux contraintes financières, à la médiocrité des systèmes d'information et à un manque de résilience et de réactivité, des infrastructures de santé inadéquats et le capital humain, les ruptures de stocks, des systèmes de gestion des achats médiocres, des systèmes de gestion des informations logistiques non adapté, des infrastructures de stockage et de transport inadéquates, le vol de fournitures dans les entrepôts, pendant le transport, la réception de dons de médicaments inutiles et la réception de dons de médicaments dont la date de péremption est proche (Magere kelvin M, 2023 ; Deloitte, 2021 ; Aggrey, G. et al., 2021).

Étant donné que l'interconnexion des membres de la chaîne d'approvisionnement est recommandée, tout dysfonctionnement rencontré par l'un d'eux peut forcer l'immobilisation de l'ensemble de la chaîne (Li, T.-S. 2014). Par conséquent, il est souhaitable de monter les stratégies immédiates pour réduire tous les effets négatifs tels que soulignés ci-haut, afin de faciliter la mise en œuvre des stratégies d'améliorations.

L'information est le moteur qui fait fonctionner le cycle logistique. Un système logistique ne peut pas s'opérationnaliser de manière optimale sans une information adéquate. Le système d'information en gestion logistique (SIGL) reste donc un élément central du dispositif logistique, puisque la gestion des nouvelles chaînes logistiques demande de nouvelles façons de faire et une bonne circulation d'information au temps réel et de la façon la plus efficace possible. (ABID-EDDINE S. & BENABBOU Z., 2019).

Cette chaîne étant de nature multi acteurs et multisites, le SIGL a pour principale mission d'assurer la cohérence de ces ensembles complexes d'opérations que les entreprises cherchent à synchroniser. Il intervient à tous les stades du processus décisionnel : la prévision et la planification d'activité, le déclenchement de la circulation, le suivi et le pilotage des mouvements, le contrôle et l'évaluation des opérations et de l'organisation (Nathalie FABBE-COSTES, 2002).

C'est ainsi que, ce système est utilisé pour collecter les données en termes de produits ou articles qui doit être transmis à la fin de chaque mois aux différents niveaux de la pyramide, les informations suivantes : Quantité reçue ; Quantité utilisée ; Jours de rupture ; Stock à la fin du mois ; Date de péremption ; Fournisseurs ; Les encours ; Délai de livraison de la commande passée ; Etat de l'entrepôt ; Produits proches de péremption ; La nature des commandes etc.

Maxime jacob (2014) présente les obstacles liés à la chaine d'approvisionnement de manière hybride (origine interne et externe). Il ajoute et soutient que le financement, le stockage et enfin, la règlementation sont des problèmes principaux à la gestion des produits pharmaceutique.

Cette deuxième partie de ce manuel vise présente les potentiels obstacles rencontrés par les organisations de santé et les stratégies permettant aux praticiens de contourner ces difficultés probables.

Obstacles dans la chaine d'approvisionnement pharmaceutique

Ce livre présente les obstacles issus des résultats empiriques des chercheurs notamment : LOMPEMPE, B.G et al (2024) ; Sadock peter Mathias et al (2024) ; Barbereau S. (2013) ; M. Mokheseng et al (2017) ; N J Ngcobo & Kamupira (2017) ; et S. Van Niekerk et al (2017) montrent que : le manque de financement, les entrepôts inadaptés, une mauvaises gestion de stock caractérisée par (les ruptures de stocks, le vol, et les pratiques erronées de commande) manque de transport fiable, une communication inadaptée, des livraison tardive et peu fiable, manque d'assistant dans les pharmacies hospitalières, une réfrigération limitée et enfin un système inefficace de commande d'urgence.

ILLUSTRATIONS DES RESULTATS EMPIRIQUES

Encadré 1 : Difficultés rencontrées par les gestionnaires dans la chaine d'approvisionnement en produits pharmaceutique

Sous-thème	Catégorie	Verbatim
Difficultés rencontrées par les gestionnaires dans la chaine d'approvisionnement en produits pharmaceutique.	• Ruptures de stocks des médicaments et autres produits pharmaceutique	R1« Nous avons plusieurs difficultés auxquelles nous sommes confrontées dont nous avons : « un délai de livraison prolongé, les médicaments livrés proches de péremptions, manque des partenaires en permanence ».
		R2 « Les médicaments dotés par les partenaires ne correspondent pas aux besoins réels de la population »
		R3 et 4 « la non maitrise du personnel chargé sur les approvisionnements, conduit les structures de santé à un problèmes de rupture de stock, mis également un local petit et non adapter ne permet aux formations de santé de stocker une quantité suffisante. Ce qui est également les facteurs de rupture de stock dans notre structure ».
		R5 « la rupture de stock est dû à plusieurs causes. Dans le cadre de notre structure, la rupture de stock est le fait que nous manquons de moyens pour assurer même

		approvisionnement auprès des dépôts pharmaceutiques de la place ».
		R6 « les conditions socio-économiques auxquelles nous vivons dans cette zone de santé sont vraiment trop précaires, ce qui fait que nous manquons les moyens à auto-générer les fournitures médicales dans notre centre ».
	• Tarification élevée des médicaments et autres produits pharmaceutique.	R7,8 & 9 « la hausse des produits chez les fournisseurs nous cause beaucoup de tort dans le tout premier l'indisponibilité des produits au niveau du stock ou dépôt de l'hôpital ».
		R1O « AG chercheur, je vous dis que nous avons du mal même à recevoir les malades de nuits paracerque nous n'avons pas les produits en stock. Plus les produits augmentent, plus nous tombons en rupture sur rupture. Donc, la hausse de prix dans des dépôts pharmaceutique est le véritable obstacle que nous retrouvons dans l'approvisionnement des médicaments et autres

		produits pharmaceutiques dans notre zone de santé ».
	• Manque de partenaires techniques et financiers	R11 « les zones de santé en fonctionnent en collaboration avec les partenaires techniques et financiers, le malheur pour nous est que les partenaires ne viennent que quand il y a une épidémie ou pandémie comme Ebola et covid-19. C'est-à-dire nous vivons avec un seul partenaire qui nous donne des produits trois ou six mois après ».
		R12 et 13 « pas de partenaires pas de produits dans les formations sanitaires de manière générale. Nous qui évoluons dans les centres caractérisés une hypo-fréquence accrue, nous avons des sérieux problèmes pour s'approvisionnement même d'un carton des paracétamols. Le manque des partenaires en permanence chez nous reste une difficulté inimaginable dans l'approvisionnement des produits de santé ».
	• Pas de session formation organisée en matière de gestion de la chaine d'approvisionnement en médicament.	R16 &,17 « les gestionnaires et autres personnels de santé placés comme préposé à la pharmacie mettent les hôpitaux en difficultés par

		manque des procédures d'achats et la connaissance des spécifications techniques des produits de santé. C'est pourquoi, le manque des formations continue dans la chaine d'approvisionnement est l'une des difficultés auxquelles nous traversons dans la chaine d'approvisionnement ».

Source : LOMPEMPE, B.G et al 2024

Stratégies pour surmonter les obstacles rencontrés dans la chaine d'approvisionnement pharmaceutique

L'auteur de livre met à la disposition du public les stratégies pour garantir la disponibilité continue des médicaments dans les formations sanitaires notamment : L'utilisation efficace de système d'information en gestion logistique (SILG), la formation des praticiens sur la gestion des approvisionnements et de stock (GAS), la négociation sur base d'un partenariat avec un fournisseur de grande taille, l'augmentation de financement pour les achats et réhabilitation des infrastructures, la surveillance des maladies évitables par la vaccination ; l'équipement pour améliorer et maintenir des chaînes du froid efficaces dans les zones reculées, le renforcement des systèmes de santé nationaux comme stratégies de lutte contre les interruptions des produits de santé au sein des structures de soins et enfin le renforcement de la production pharmaceutique locale.

Pour améliorer la gestion de la chaine d'approvisionnement pharmaceutique, les gestionnaires des hôpitaux ont besoins d'une salle de stockage adaptée pour les médicaments et autres produits de santé, les partenaires financiers et un personnel qualifié pour assurer une gestion saine des approvisionnements.

S'agissant de l'efficacité des politiques actuelles de gestion des approvisionnements pharmaceutique, ce manuel évalue ces derniers peu efficaces non seulement par la qualité des textes mis en place, mais par un faible taux d'applicabilité de ses derniers sur le terrain. Cela est dues par les faites que, tout partenaire qui dote ou approvisionne les produits pharmaceutiques à une structure X, ce donateur impose cette dernière à respecter sa politique de gestion stock et rejette en bloc celle qui était mise en place par le gouvernement à travers son ministère de tutelle

Quant aux innovations technologiques pour l'amélioration de gestion de la chaine d'approvisionnement pharmaceutique, l'auteur de ce document propose l'utilisation numérique dans le processus de quantification des médicaments en vue de présenter un plan d'approvisionnement efficace tout en mettant en relation le coefficient de rupture et le bon de commande. C'est ainsi que Farhana Faiz Oma et al (2024) ; NSOBIARI FESTUS AWARA et al (2018) présentent que, soutiennent que, l'utilisation technologique dans la chaine d'approvisionnement améliore la performance et développer des connaissances cumulatives sur les différents partenaires de la chaîne d'approvisionnement (clients, fournisseurs, distributeurs et principaux canaux).

ILLUSTRATION DES RESULTATS ORIGINAUX

Encadré 2 : stratégies de résolution des difficultés rencontrées dans la chaine d'approvisionnement

Sous-thème	**Catégorie**	**Verbatim**
Stratégies de résolution des difficultés rencontrées dans la chaine d'approvisionnement.	• Améliorer les processus de passation de commande en termes des médicaments et autres produits de santé ;	**R10** « Pour résoudre les difficultés auxquelles nous traversons sur la chaine d'approvisionnement en produit de santé, moi je pense qu'il revoir la façon de commander si toutes les procédures sont prises en compte et approvisionner les

		structures dans le délai prévu »
		R2 et 9 « Pour mettre fin aux obstacles que nous sommes confrontées, il est envisageable de bien retracer le circuit d'approvisionnement car, le circuit que nous utilisons n'est pas bien adapté ».
		R15 « pour améliorer la situation que traversons pour ce dernier temps, il nous important de passer les commandes à temps afin que nous les recevions à temps selon les besoins ou la pathologie dominante tout en respectant les normes de distributions de médicaments et veiller aux dates des produits qu'on veut distribuer ».
	• Prévenir les ruptures de stocks et les insuffisances financiers	**R19** « la disponibilité des moyens financiers demeurent le principal mode de résolution des difficultés rencontrées sur la chaine d'approvisionnement en produits de santé ».
	• Présence des partenaires techniques et financiers en permanence	R 5 et 14 « Pour résoudre ces problèmes liés à la chaine d'approvisionnement, les partenaires, les centres de distribution régionaux doivent doter ou livrer les produits de manière régulière en vue de

		limiter les menaces de rupture de stock dans les formations sanitaires ».
	• Organiser des sessions de formation en matière de la chaine d'approvisionnement	R18 « la formation des gestionnaires sur la chaine d'approvisionnement est l'une des solutions importantes pour lutter contre les difficultés rencontrées dans la chaine d'approvisionnement ».

Sources : LOMPEMPE, B.G et al 2024

RÉFÉRENCES BIBLIOGRAPHIQUES

ABBAS Sonia & MEZIANI Sarah (2018) chaine logistique et gestion de stock d'une entreprise. Cas d'étude: IFRI: mémoire en vue de l'obtention de titre de maitrise en science commerciale, Université A/Mira de Bejaia 2018, p30

ABHISHEKE Singh. (2023) Rôle crucial de la gestion de la chaine d'approvisionnement dans les soins de santé.

ABID-EDDINE S. & BENABBOU Z. (2019) « Le système d'information en supply chain management » Revue du contrôle, de la comptabilité et de l'audit « Numéro 8 : Mars 2019 / Volume 3 : numéro 4 » p : 884-894

Aissa Zaoui, (2017) Rupture d'approvisionnement en médicaments : Un défi pour les pharmaciens d'officine. Sciences pharmaceutique 2017. Dumas-01973650

Alain Fernandez. (2024). Logistique et Supply Chain Management.

Alexandre K, Sami. (2004). Stratégie : Supply chain (3e éd.). Dunod.

AMRI Mostaphe (2016) circuit de distribution pharmaceutiques: opportunité logistique et contrainte règlementaires. Espace géographique et société marocaine vol 1, N° 15 pp 83-98

Anne Gratacap & Pièrre Médan (2009): Management de la production concepts, méthodes et cas, 3ième édition, Dunod paris

Barbereau S. (2013). Approvisionnement en médicament dans les pays en voie de développement, il faut sauver le central d'achat public des médicaments. Médecine et santé tropicale, vol 23, pp 251-255

Berhanu, F. et al (2021) Comment optimiser la gestion de l'approvisionnement en vaccins aux différents niveaux de la santé dans la région d'Orominia ? Une recherche scientifique sur la mise en œuvre, Ethiop. J health Dev, Volume 35, Numéro 3 Pages 65-74

Cambridge Advanced Learner's Dictionary (1-1856). (2013).

Christopher M. (2005). Supply Chain Management – Créer des réseaux à forte valeur ajoutée (3 édition,). Village Mondial.

D. Estampe & M. Zied Babai. (2016). Une vision systémique du supply chain management. Revue des grands auteurs en logistique et supply Chain management 124-139.

EL OUARDIGHI A. & RHATAY K. (2022) « Management du processus d'achat au sein des établissements d'enseignement supérieur publics au Maroc : Description et pilotage», Revue Internationale des Sciences de Gestion «Volume 5 : Numéro 3» pp : 1 - 25

ENNESRAOUI Driss. (2022): contribution de la gestion de la chaine logistique à la promotion de la qualité. Internationale journal of economic stadues and management, vol 2, N° 4 pp 1131-1140

Fabrice Mocellin. (2019). Gestion des stocks et des magacins. Dunod.

Georges javel (2010): organisation et gestion de la production, Dunod, paris 4ième édition. ISBN 978-2-10-055407-3

Hervé Hein et al (2016): Utilisation des médicaments potentiellement inappropriées dans les soins gériatriques au Burkina-Faso, revue de la santé publique, vol 28, pp 677-686

Joris LOSIMBA L. & John OTSHUDIEMA O (2015): quantification des besoins en intrants antipaludiques: contribution à l'actualisation des hypothèses pour la quantification des intrants de prise en charge de cas de paludisme en RDC, panafrican médical journal, Doi:10.11604/pamj.2015.29.94.4514: http://www.panafrican-med-journal.com/content/article/20/94/full/

JSI & SIAPS (2016): Quantification des intrants de santé : suppléments de prévision de la consommation des produits sélectionnés pour la santé reproductive, maternelle, néonatale et infantile (SRMNI)

KAUPA, F. & MICHELINE, J-N. (2021) : Obstacles à la gestion de la chaîne d'approvisionnement des médicaments essentiels dans le système de santé publique au Malawi Revue africaine de gouvernance et de développement | Volume 10 Numéro 1

LOMPEMPE, B. G. et al (2024). Experience of managers in the supply chain for medication and other pharmaceutical products. *Health Economics and Management Review, 5*(4), 19-32. https://doi.org/10.61093/hem.2024.4-02.

LOMPEMPE, B.G et al (2024) Obstacles et stratégies pour assurer la gestion de la chaine d'approvisionnement pharmaceutique dans les structures de santé, rcst vol 03, n° 04, pp 420-427 DOI: https://doi.org/10.59228/rcst.024.v3.i4.109

Manuel National de Logistique Intégrée pour les Produits de Santé, y compris les Contraceptifs et les ARV, Direction Nationale de la Pharmacie et du Laboratoire, Ministre de la Santé et de l'Hygiène Publique. Juin 2010

Maxime Jacob. (2014). approvisionnement des hôpitaux en produits de santé : Contraintes externes et la réalité des ressources disponibles. Thèse en vue de l'obtention de titre de docteur en pharmacie, Université de Lorraine

Mini santé RDC. (2018). : « manuel descriptif du système d'information en gestion logistique des produits de santé en RD CONGO 2018.

Mini-santé RDC (2020), Guide national de planification et quantification des médicaments essentiels et autres produits de santé en RDC

Mini santé RDC (2010): liste nationale des médicaments essentiels. Révision de 2010 avec l'appui des USAID, SPS et OMS

Mini-santé côte d'ivoire (2018): Manuel de procédure de quantification et de suivi des plans d'approvisionnement des médicaments et autres produits de santé en côte d'ivoire

Nathalie FABBE-COSTES (2002): le pilotage des supply chains: un défi pour les systèmes d'information et de communication logistiques, revue gestion 2000, vol 19, N° 1, pp 75-92

Noël ESOMBA et al (2014): habitudes des approvisionnements en médicaments par les populations d'une ville semi-rurale au Cameroun. Health sci. Dis: vol 17, N° 4. www.hsd-fmsb.org

Nzolo, Didier, et Ruphin Mulongo avec le soutien du Programme SIAPS. 2013. Évaluation de l'utilisation des médicaments dans six hôpitaux pilotes où les CPT sont fonctionnels en République démocratique du Congo. Présenté à l'Agence des États-Unis pour le Développement International par le Programme des systèmes pour l'amélioration de l'accès aux produits et services pharmaceutiques (SIAPS). Arlington, VA: Management Sciences for Health.

O. ALLAL CHERIF et al (2015) Nouvelle forme de management des achats: vers l'acheteur collaboratif, revue française de Gestion Industrielle Vol. 30, N° 3 PP 102-119

Olivier Brunel & P MENEGE. (2019). Politique d'achat et Gestion des approvisionnements. Dunod.

OMS. (2003). Manuel de logistique et gestion des approvisionnements humanitaire dans le secteur de la santé.

OMS. (2020). Tratégies régionale pour améliorer l'accès aux médicaments et aux vaccins dans la méditerranée orientale.

OMS & OPS (2018) logistique et urgence des approvisionnements humanitaires dans le secteur santé

OMS & OPS (2003): Manuel de Logistiques et Gestion des Approvisionnements Humanitaires dans le Secteur de la Santé

Otaigbe et al (2023) A narrative review of strategies to improve childhood vaccination coverage in Low- and Middle-Income Countries. Babcock Univ. Med. J. vol 6 ; numéro 2 ; pp :202-214 https://doi.org/10.38029/ babcockunivmedj. v6i2.323

Pierre Médan & Anne Gratacap,. (2008). Logistique et supply chain management. Dunod

Zermati,P. et Morcellin, F. (2005) pratique de la gestion des stocks ,7ème édition Dunod paris pages 33/ 34

PNAM. (2017). plan stratégique du système national d'approvisionnement en médicaments essentiels « SNAME ».

PNAM. (2020). Guide national de planification et Quantification des médicaments essentiels et autres produits de santé en république démocratique du congo.

Rémy LE MOIGNE. (2017). , Supply Chain Management (Dunod).

SABIR Hasna (2020), «Pratiques de la grande distribution alimentaire et performance de la logistique urbaine : revue de littérature», Revue Internationale du Chercheur «Volume 1 : Numéro 2 » pp 456 - 474

Sadock, P. M., et al (2024) Facteurs affectant la disponibilité des produits de santé essentiels en Tanzanie avec un accent spatial sur les produits traceurs, tanzania journal of health research, vol 25, n° 2 p 838-849 http://doi.org/10.4314/thrb.v25i2.11

S. van Niekerk, W. Niemann, T. Kotzé & K. Mocke (2017) : Supply chain security orientation in the pharmaceutical industry. Southern African Business Review, Vol 21

USAID (2011): Manuel de logistique: un guide pratique pour la gestion de la chaine d'approvisionnement des produits de santé, par l'agence américaine pour le développement international

Y. Pimor & M. Fender. (2008). Logistique : Production, distribution, soutien (5e éd.). Dunod.

TABLE DES MATIERES

www.ingramcontent.com/pod-product-compliance
Lightning Source LLC
LaVergne TN
LVHW051130210926
848482LV00001B/47